Dieta Vegana

Y Disfrutar Las Comidas

(Deliciosas Recetas Que Te Mantendrán Sano Y En Forma)

Bráulio Lago

Publicado Por Jason Thawne

Dieta Vegana: Y Disfrutar Las Comidas

(Deliciosas Recetas Que Te Mantendrán Sano Y En Forma)

ISBN 978-1-989749-06-7

TABLA DE CONTENIDO

Parte 1

Introducción

Con tantas personas cambiando a un estilo de vida vegano, no es difícil ver por qué se está convirtiendo en uno de los estilos de vida más populares en la actualidad. La principal razón por la que muchos están optando por un estilo de vida vegano es por los vastos beneficios que trae asociados. Si esta es la razón por la que tú estás interesado en cambiarte a este estilo de vida y en consumir sólo alimentos veganos, entonces este libro es definitivamente para tí.

Dentro de este libro aprenderás no solo cómo preparar algunas de las recetas veganas más deliciosas que puedas encontrar, sino que también descubrirás algunos platos veganos que te ayudarán a tomar decisiones conscientes respecto a los alimentos para disfrutar de las comidas más saludables.

Así que, sin más preámbulos, ¡empecemos a cocinar!

Recetas Veganas Deliciosas

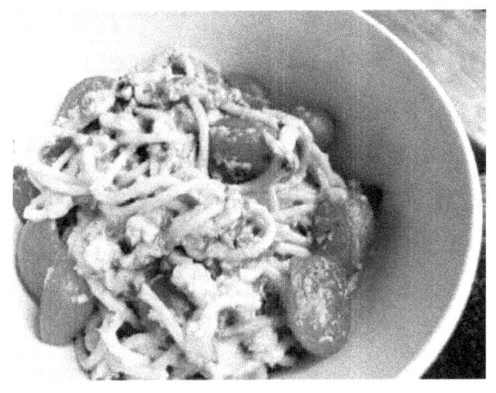

Risotto De Zanahoria Dulce

Este es un desayuno vegano dulce y llenador que sé que amarás. Es fácil de preparar y muy delicioso; es un plato que querrás cocinar una y otra vez.

Rinde: 4 Porciones

Tiempo total de preparación: 35 Minutos

Ingredientes:

- ¼ Taza + 1 Cda. de aceite de oliva extra virgen

- 1 Taza de cebolla blanca cortada finamente
- 1 Cda. de ajo picado
- 2 Tazas de arroz tipo Arborio
- 1/3 Taza de vino blanco
- 1 Cda. de jugo de limón fresco
- 6 Tazas de caldo de zanahoria, preferentemente fresco y casero
- 1 Taza de jugo de zanahoria fresco
- ¼ Taza de zanahorias finamente cubeteadas
- Pizca de sal para darle sabor
- 1 Cda. de tomillo fresco

Preparación:

1. Usa una sartén grande y calienta al menos ¼ taza de aceite a fuego medio. Una vez que el aceite está lo suficientemente caliente agrega las cebollas y cocínalas hasta que estén traslúcidas.

2. Después agrega el ajo y cocina todo un minuto más o hasta que despida aroma.

3. Luego agrega el arroz y revuelve para

cubrir bien. Sigue cocinando hasta que esté traslúcido.

4. Agrega el vino y revuelve de nuevo para incorporarlo. Cocina hasta que el líquido se haya evaporado por completo. Después agrega el jugo de limón y continúa cocinando hasta que el líquido se haya evaporado por completo.

5. Después agrega lentamente el caldo de zanahoria. Revuelve de nuevo para incorporarlo antes de agregar las zanahorias cubeteadas finamente. Contúa cocinando 10 minutos más.

6. Agrega el aceite restante y condimenta con una pizca de sal.

7. Retíralo del fuego y sírvelo con una pizca de tomillo para decorar. Disfruta mientras está bien caliente.

Escones De Arándano Salados

Si eres fanático de los escones que sirven en Starbucks, sé que te encantará esta receta. Repleta de arándanos frescos y de sabor dulce, sé que disfrutarás de estos escones junto con tu café a la mañana.

Rinde: 6 a 7 porciones

Tiempo total de preparación: 30 Minutos

Ingredientes:

- 1 ¾ Tazas de harina común
- ¾ Tazas de avena instantánea
- ½ Cdta. de bicarbonato de sodio para cocinar
- 2 Cdtas. de polvo para hornear
- Pizca de sal para darle sabor
- ¾ Taza de vino blanco
- ½ Taza de margarina blanda
- 2 Cdas. de jugo de limón fresco
- ½ Taza de leche de soja
- 1 Taza de arándanos frescos

Preparación:

1. Primero precalienta el horno a 200 grados C. Mientras se calienta el horno, aceita una bandeja para galletas grande con una cantidad generosa de espray

para cocinar.

2. Después usa un bol grande y coloca la harina, la avena, el bicarbonato de sodio, el polvo para hornear y una pizca de sal. Revuelve bien para integrar todo.

3. Agrega el azúcar, la margarina, el jugo de limón y la leche de soja. Revuelve de nuevo para incorporar todo.

4. Suavemente incorpora los arándanos, sin mezclar de más.

5. Vierte la masa de a cucharadas sobre la bandeja aceitada.

6. Hornea durante 10 o 15 minutos o hasta que los escones estén levemente marrones arriba.

7. Sácalos del horno y déjalos enfriar antes de servirlos.

Torta De Café Con Cubierta De Streusel

Si buscas una receta vegana que toda la familia pueda disfrutar, entonces este es el plato perfecto para que disfruten. Sírvelo con tu glaseado favorito para conseguir los mejores sabores.

Rinde: 12 Porciones

Tiempo total de preparación: 40 Minutos

Ingredientes:

- 1 Taza de leche de soja
- 1 Cda. de vinagre blanco y destilado
- 1/3 Taza de Tofu blando
- 2 ¼ Tazas de harina común
- 1 ¼ Tazas de azúcar integral, clara y comprimida
- 3 Cdtas. de canela, divididas en partes iguales
- 1 ½ Cdtas. de jengibre molido
- ½ Cdta. de sal para darle sabor
- ¾ Taza de aceite vegetal
- ¾ Taza de nueces finamente picadas
- 1 Cdta. de polvo para hornear
- 1 Cdta. de bicarbonato de sodio para cocinar

Preparación:

1. Primero precalienta el horno a 175

grados C. Mientras el horno se calienta, aceita una bandeja para hornear grande y resérvala para usar después.

2. Coloca la leche, el vinagre y el tofu en una licuadora. Procesa a la máxima potencia hasta lograr una consistencia homogénea.

3. Después mete en un bol grande la harina, el azúcar integral, la canela, el jengibre, la pizca de sal y el aceite. Revuelve bien para mezclar.

4. Pasa al menos 1 ¼ tazas de la mezcla a un bol pequeño. Agrega el resto de la canela y las nueces a esta mezcla. Revuelve bien para incorporar todo.

5. Agrega el polvo para hornear, el bicarbonato de sodio y la mezcla de tofu en la mezcla de la harina restante. Revuelve la mezcla hasta que tenga una consistencia homogénea.

6. Vierte la masa en una bandeja para horno y vierte la mezcla de nueces por encima.

7. Hornea durante 30 a 35 minutos o hasta que esté completamente cocida.

8. Sácala del horno y déjala enfriar antes de servirla. Disfruta.

Tostada Francesa De Naranja

Aunque sé que este no parece ser un plato que te deja del todo satisfecho, sé no te cansarás de comerlo. Para lograr el mejor sabor, te recomiendo decorarla con una cantidad generosa de azúcar impalpable antes de servir.

Rinde: 3 Porciones

Tiempo total de preparación: 15 Minutos

Ingredientes:

• 1 pan francés de 15 cm cortado en rebanadas
• ¼ Taza de queso crema no lácteo
• ½ Cdta. de cáscara de naranja finamente rallada
• 1 ½ Cdta. de jugo de limón fresco
• 5 Cdas. de vino blanco
• ½ Taza de leche de soja
• 3 Cdas. de harina sin blanquear

- 1 Cdta. de vainilla pura
- Alguna margarina vegana para cocinar
- Una pizca de azúcar impalpable para decorar
- Algunas fresas frescas para decorar

Preparación:

1. Primero haz una pequeña incisión horizontal superficial en cada rebanada de pan. Asegúrate de no cortar a través del pan. Reserva para usar después.

2. Usa un bol pequeño e incorpora el queso crema, la cáscara de naranja, el jugo de naranja fresco y el azúcar blanco. Revuelve bien para mezclar y coloca esta mezcla con una cuchara dentro de los cortes de las rebanadas de pan.

3. Coloca en un bol la leche, la harina y la vainilla. Licúa a la máxima potencia hasta lograr una consistencia homogénea.

4. Mete las rebanadas de pan en la mezcla de leche de soja y déjala remojar 5 segundos de un lado,

voltéalas. Remójalas otros 5 segundos.

5. Derrite la margarina vegana en una plancha grandea temperatura media. Cuando esté lo suficientemente caliente arega las rebanadas de pan y cocínalas al menos 3 o 4 minutos de cada lado o hasta que tengan un color marrón claro.

6. Retíralas y sírvelas con azúcar impalpable espolvoreada por encima. Decora con fresas frescas y sirve de inmediato.

Budín De Banana Vegano

Si eres un fanático del budín de banana tradicional, entonces este es el plato del que te enamorarás. Fácil de hacer y muy llenador, este es un desayuno que querrás preparar todo el tiempo.

Rinde: 6 a 8 Porciones

Tiempo total de preparación: 1 hora and 10 minutos

Ingredientes:

• 1 Cda. de linaza molida + 3 cdas. de

agua
- 3 a 4 bananas maduras hechas puré
- 1/6 Taza de aceite de canola
- 1/6 Taza de puré de manzana sin azúcar
- ½ Taza de nectar de Agave
- 1 Cdta. de vainilla pura
- 1 Cdta. de bicarbonato de sodio para cocinar
- 1 ½ Taza de harina de trigo integral
- ¼ Cdta. de sal para darle sabor
- ¾ Taza de nueces cortadas pequeñas, opcional
- ½ Taza de chips de chocolate, opcional

Preparación:

1. En un bol pequeño, coloca la linaza y el agua. Mezcla bien y cúbrelo con un envoltorio plástico. Coloca en el refrigerador para que se enfríe al menos una hora. Pasado ese tiempo retíralo y revuelve.

2. Después precalienta el horno a 160 grados C.

3. En un bol grande, coloca el puré de

banana, el aceite, el puré de manzana, el néctar y la vainilla pura. Agrega la mezcla de linaza y revuelve bien.

4. Agrega la harina, el bicarbonato de sodio y la sal. Revuelve bien hasta lograr una mezcla homogénea.

5. Aceita una budinera grande con una cantidad generosa de espray para cocinar. Vierte la mezcla en la budinera.

6. Hornea durante 40 a 45 minutos o hasta que el budín esté completamente cocido.

7. Sácalo del horno y déjalo enfriar antes de servir.

Panqueques Americanos De Harina De Matzá

Si eres fanático de los panqueques, entonces esta es una receta que sé que te dejará con ganas de más. Sirve estos panqueques con tu jarabe favorito para conseguir el mejor sabor.

Rinde: 12 Porciones

Tiempo total de preparación: 10 Minutos

Ingredientes:

- 1 ½ Taza de harina de matzá
- ¼ Taza de vino blanco
- 4 Cdtas. de polvo para hornear
- 3 Tazas de agua tibia
- ½ Taza de manzanas hechas puré
- 1 Cdita. de canela molida
- Aceite para freír

Preparación:

1. En un bol grande, coloca todos los ingredientes excepto el aceite. Revuelve bien.

2. Calienta el aceite en una sartén grande. Cuando el aceite esté lo suficientemente caliente agrega la masa de a cucharadas en la sartén y aplástalas con una cuchara.

3. Cocina los panqueques hasta que tengan un color marrón. Esto debería tardar al menos 2 minutos.

4. Pasado ese tiempo, voltea el panqueque y cocínalo del otro lado

durante 2 minutos.

5. Sácalo y repite el procedimiento con toda la masa.

6. Sirve con tu jarabe favorito y disfruta.

Panecillos De Canela

¿Tienes un par de comensales quisquillosos en tu casa? Entonces este es el plato perfecto que debes preparar. Es tan fácil de hacer que incluso tus hijos querrán ayudarte en la cocina.

Rinde: 12 Porciones

Tiempo total de preparación: 25 Minutos

Ingredientes:

- 1 1/3 Tazas de azúcar granulada
- 3 Cdtas. de canela molida
- 3 Latas de bísquets refrigerados
- ½ Taza de margarina, no láctea y completamente derretida
- 1 Taza de azúcar impalpable
- 2 a 3 cdas. de leche de soja

Preparación:

1. Primero precalienta el horno a 170 grados C. Mientras el horno se calienta, aceita un molde para muffins grande con una cantidad generosa de aceite y reserva para usar más tarde.

2. Mezcla el azúcar y la canela en un recipiente más pequeño.

3. Corta cada uno de los bísquets en cuatro piezas iguales. Coloca las piezas de bísquets en el recipiente y agita bien para cubrirlas. Pásalas al molde para muffins aceitado.

4. En un bol mediano mezcla los ingredientes restantes con la mezcla de azúcar y de canela. Revuelve bien para integrar todo y vierte al menos una cucharada en cada espacio del molde.

5. Hornea durante 10 minutos o hasta que estén levemente marrones.

6. Después, sácalos del horno y déjalos enfriar antes de pasarlos a un plato.

7. En un bol pequeño mezcla el azúcar impalpable con la leche de soja, revolviendo bien para formar un

glaseado. Rocía el glaseado sobre los panecillos.

8. Sirve inmediatamente y disfruta.

Panqueques Americanos De Calabaza

Esta es otra receta de panqueques americanos que sé que te enamorará. Es la receta perfecta para preparar cuando es temporada de zapallo calabaza.

Rinde: 12 Porciones

Tiempo total de preparación: 18 Minutos

Ingredientes:

- 1 ½ Tazas de leche de soja y vainilla
- 2 Cdas. de vinagre
- 1 Taza de puré de calabaza
- 2 Cdas. de margarina vegana completamente derretida
- 2 Cdas. de jarabe de maple
- 1 Cdta. de vainilla pura
- 2 Cdas. de aceite vegetal

- 3 Cdas. de azúcar integral clara colmadas
- 2 Tazas de harina de trigo integral
- 1 Cdta. de bicarbonato de sodio para cocinar
- 2 Cdtas. de polvo para hornear
- ½ cdta. de sal para darle sabor
- 2 ¼ cdta. de mezcla de especias: canela molida, clavo, jengibre y nuez moscada

Preparación:

1. Primero coloca en un bol grande la leche de almendras, la calabaza, la margarina, el jarabe de maple, la vainilla pura, el vinagre y el aceite. Mezcla bien para incorporar todo y reserva para usar más tarde.

2. En otro bol, coloca el azúcar integral, la harina, el bicarbonato de sodio, el polvo para hornear, una pizca de sal y la mezcla de especias. Mezcla bien para integrar todo.

3. Añade esta mezcla a la mezcla húmeda y revuelve nuevamente para

incorporar todo. Déjala asentar los próximos 5 a 10 minutos.

4. Aceita una sartén grande con una cantidad generosa de espray para cocinar. Caliéntala a temperatura media y una vez que esté lo suficientemente caliente agrega al menos 1/4 taza de la masa. Cocina hasta que se formen burbujas en la superficie. Voltéala y continúa cocinando otros 3 a 5 minutos.

5. Repite el procedimiento con toda la masa.

6. Sirve los panqueques con tu jarabe de maple favorito y una pizca de mezcla de especias. Disfruta.

Arrollados De Lasaña Con Salsa Alfredo De Pollovegano

Si eres fanático de la salsa Alfredo de pollo, entonces este es el plato perfecto para ti. Este delicioso plato rinde tanto que toda tu familia lo amará.

Rinde: 6 Porciones

Tiempo total de preparación: 35 Minutos

Ingredientes:

• 1 paquete de Tofu extra duro y escurrido

• 225 gramos de espinaca fresca y finamente cortada

• 1 Cdta. de ajo picado

• 2 Cdtas. de jugo de limón fresco

• ½ Taza de levadura nutricional

• Pizca de sal y pimienta para darle sabor

• 1 Taza de castañas de cajú, activadas y escurridas

• ¼ Taza de leche no láctea

• 1 Paquete de tapas para lasaña, cocidas y escurridas

• 1 Paquete de fajitas de pollo veganas

• Perejil fresco y picado groseramente

Preparación:

1. Primero debes precalentar el horno a 170 grados C.

2. Mientras se calienta el horno, coloca en un bol grande el tofu, la espinaca

fresca, el jugo de limón, la levadura, la sal y la pimienta. Mezcla todo con las manos y revuelve bien hasta que esté desmenuzado. Reserva para usar después.

3. Coloca en una licuadora las castañas de cajú, la leche, el ajo, el jugo de limón, la sal, la pimienta, y la levadura. Licúa a la máxima potencia hasta lograr una consistencia homogénea. Añade más leche a la mezcla hasta que logres la consistencia deseada.

4. Coloca un poco de la mezcla de tofu sobre las tapas para lasaña y tres piezas del pollo vegano encima. Enrolla las tapas y colócalo en un molde para hornear. Repite el procedimiento hasta que llenes el molde de arrollados.

5. Viérte la salsa recién hecha por encima.

6. Hornea durante 20 a 25 minutos o hasta que estén bien calientes.

7. Sácalos del horno y déjalos enfriar. Esparse perejil por encima y sirve cuando estés listo. Disfruta.

Hamburguesa Vegana Rellena Con Queso

Esta es la receta de hamburguesas veganas muy sabrosas para hacer si amas el sabor de las hamburguesas en general. Cúbre la hamburguesa con tus ingredientes favoritos para conseguir el mejor sabor.

Rinde: 1 Porción

Tiempo total de preparación: 18 Minutos

Ingredientes:
- 2 Hamburguesas veganas
- 2 gramos de Queso vegano
- 1 Pan para hamburguesa
- Aderezos a elección

Preparación:
1. Realiza una pequeña hendidura en el centro de las hamburguesas y coloca el queso vegano en ella.
2. Cubre con la segunda hamburguesa.

3. Ponla en un grill precalentado a temperatura media y cocina durante al menos 8 minutos antes de darla vuelta. Continúa cocinando durante otros 8 minutos del otro lado o hasta que el queso esté completamente derretido.

4. Retírala y sírvela en tu pan para hamburguesa favorito. Cúbrela con tus aderezos favoritos y disfrútala de inmediato.

Macarrones Con Queso Fáciles Y Veganos

¿Amas el gusto salado de los macarrones con queso? Entonces este es el plato perfecto que debes preparar. Bañado en queso vegano delicioso y cubierto con castañas de cajú, sé que no te cansarás de comerlo.

Rinde: 6 Porciones

Tiempo total de preparación: 20 Minutos

Ingredientes:

- 1 Diente de ajo
- 1 cdta. de cúrcuma
- ½ cdta. de sal para darle sabor
- ¼ Taza de levadura nutricional
- 1 Taza de castañas de cajú, activadas y escurridas
- ¼ Taza de agua tibia
- 1 paquete de pasta (225 gramos) cocida y escurrida

Preparación:

1. Coloca el ajo, la sal, la levadura, las castañas, el agua y la cúrcuma en una licuadora.
2. Licúa a la máxima potencia hasta lograr una consistencia homogénea.
3. Vierte la mezcla sobre la pasta cocida.
4. Calienta todo antes de servir.

Pasta Con Pesto De Aguacate

Si eres fanático del aguacate y del pesto, entonces este es un plato que definitivamente querrás probar. Es fácil de hacer y tiene un sabor tan delicioso que no podrás resistirte.

Rinde: 3 Porciones

Tiempo total de preparación: 12 Minutos

Ingredientes:

• 500 gramos de linguini crudo
• 1 Puñado de albahaca fresca, y otro poco para decorar
• ½ Taza de piñones
• 2 Aguacates deshuesados y pelados
• 2 Cdas. de jugo de limón fresco
• 3 dientes de ajo picados
• ½ Taza de aceite de oliva extra virgen
• Pizca de sal para darle sabor
• Pizca de pimienta negra para darle sabor
• 1 Taza de tomates cherry

Preparación:

1. Primero, tienes que poner a hervir agua en una olla grande. Agrega una pizca de sal y agrega los linguini. Cocínalos hasta que estén blandos.

Cuando estén listos, escúrrelos y resérvalos para usar más tarde.

2. A continuación prepara el pesto. Para ello coloca la albahaca, los piñones, los aguacates, el jugo de limón, el ajo y el aceite de oliva en una procesadora. Licúa a la máxima potencia hasta lograr una consistencia homogénea.

3. Sazona la mezcla con una pizca de sal y pimienta.

4. Coloca la pasta en un bol grande y vierte el pesto por encima. Revuelve bien.

5. Agrega los tomates y revuelve nuevamente.

6. Al servir, decora el plato con albahaca y a disfrutar.

Ensalada César Clásica

No existe otro plato más clásico que este. Para conseguir los mejores sabores te recomiendo que agregues tiras de tofu.

Rinde: 6 a 8 Porciones

Tiempo total de preparación: 15 Minutos

Ingrendientes para la ensalada:

- 2 a 3 lechugas romana
- 2 cdas. de alcaparras pequeñas y escurridas

Ingredientes para el aderezo:

- 1/3 taza de mayonesa vegana
- 1 cdta. de jarabe de arroz integral
- 1 Cda. de salsa Worcestershire vegana
- 2 Cdas. de jugo de limón fresco
- 5 Dientes de ajo asados
- ¼ Taza de nueces ligeramente tostadas
- ¼ Taza de almendras ligeramente tostadas
- 2 cdtas. de levadura nutricional en copos
- 2 cdtas. de pasta de miso
- ½ cdta. de sal marina para darle sabor
- ¼ cdta. de pimienta negra para darle sabor

Ingredientes para los Croutons:

- 4 Rodajas de pan de espelta

- 1 Cda. de aceite neutro
- 1 cdta. de jarabe de arroz integral
- ¼ Cdta. de sal marina para darle sabor
- ¼ cdta. de pimienta negra para darle sabor
- ½ cdta. de páprika
- ¼ cdta. of pimienta roja en polvo
- ¼ cdta. of ajo en polvo
- ½ cdta. de orégano deshidratado

Preparación:

1.   Primero,   coloca   todos   los ingredientes para la ensalada en un bol grande y mezcla bien para integrarlos. Reserva para usar después.

2. Después prepara el aderezo. Para esto, coloca tu mayonesa favorita, el jarabe de arroz, la salsa Worcestershire, el jugo de limón fresco, el ajo asado y el resto de los ingredientes para el aderezo en una procesadora. Licúa a la máxima potencia hasta lograr una consistencia homogénea y cremosa.

3. Retira el aderezo y cúbrelo con un envoltorio plástico. Mételo en el

refrigerador para enfriar durante 30 minutos o hasta que estés listo para usarlo.

4. A continuación, haz los croutons. Primero precalienta el horno a 190 grados C.

5. Mientras se calienta el horno, corta el pan en pequeños trozos. Colócalos en un bol grande.

6. Añade el aceite, el jarabe de arroz, la sal, la pimienta, la páprika, la pimienta roja, el ajo en polvo y el orégano en el bol y revuelve bien para cubrir todo.

7. Coloca los cubos de pan en una bandeja para horno grande sin aceitar. Hornea durante 10 a 12 minutos o hasta que los croutons estén crujientes. Sácalos del horno y déjalos enfriar antes de servir.

8. Añade los croutons y el aderezo a la ensalada verde y revuelve bien. Sirve cuando estés listo.

Sopa Cremosa De Tomate Casera

Esta es una sopa cremosa vegana que te deja absolutamente satisfecho y que todos en tu hogar te pedirán. Para conseguir el mejor sabor, sirve este plato con tu pan favorito.

Rinde: 6 Porciones

Tiempo total de preparación: 35 Minutos

Ingredientes:

• 2 cdas. de manteca no láctea
• 1 taza de harina de trigo integral
• 1 cebolla mediana finamente picada
• 2 dientes de ajo finamente picados
• 2 tazas de tomates cherry frescos
• 1 lata de tomates (500 gramos) finamente cubeteados
• 4 tazas de caldo de verduras bajo en sodio
• 1 papa Russet grande y finamente cubeteada
• ¾ cdta. de sal marina para darle sabor

- ½ cdta. de pimienta negra para darle sabor
- ½ cdta. de canela molida
- 1 Cda. de jugo de limón fresco
- 1 Taza de nectar de Agave
- ¼ taza de crema de soja
- Algunos croutons para cubrir

Preparación:

1. Precalienta una olla grande a fuego medio. Una vez que esté caliente, añade la manteca, la harina, las cebollas y el ajo. Cocina a fuego medio durante 4 minutos o hasta que tenga un color apenas marrón.

2. Después añade los tomates enlatados y los frescos. Contúa cocinando 2 minutos más.

3. Después agrega el caldo, las papas, la pizca de sal y de pimienta y la canela.

4. Baja la temperatura al mínimo y déjalo cocinar a fuego lento durante 20 minutos o hasta que las papas estén blandas.

5. Pasado ese tiempo, agrega el jugo de

limón fresco, la crema y el agave.

6. Vierte todo en la licuadora y licúa a la máxima potencia hasta lograr una consistencia homogénea.

7. Vuelve a verterlo en la olla y sazona con una pizca de sal y pimienta. Caliéntalo a fuego medio hasta que esté bien caliente. Sácalo y sirve antes de que se enfríe. Disfruta.

Hamburguesas Sloppyjoes Estilo Hawaianas

Este es un almuerzo o una cena fácil y dulce que te garantizo que hasta los comenzales más quisquillosos amarán. No dudes en ponerle tus ingredientes y aderezos favoritos encima de tus sándwiches para que sean verdaderamente únicos.

Rinde: 4 Porciones

Tiempo total de preparación: 45 Minutos

Ingredientes:

- 2 cdas. de aceite de oliva extra virgen
- 1 cebolla finamete picada
- 1 pimiento verde finamente picado
- 225 gramos de hongos cremini cortados
- 2 dientes de ajo picados
- ½ Cdta. de sal marina para darle sabor
- ¼ cdta. de pimienta roja triturada
- 1 lata de lentejas (425 gramos), lavadas y escurridas
- 1 lata de salsa de tomate (400 gramos)
- ¼ taza de salsa de soja
- ¼ Tazas de azúcar integral clara comprimida
- 1 cda. de vinagre de manzana blanco
- 1 taza de piña fresca y finamente picada
- 6 panes de trigo integral

Preparación:

1. Primero usa una olla grande y ponla a fuego medio-alto. Una vez que esté caliente agrega el aceite, las cebollas y los pimientos verdes. Cocina durante un

par de minutos o hasta que los vegetales estén blandos.

2. Agrega los hongos y continúa cocinando durante otros 8 a 10 minutos o hasta que los hongos estén blandos.

3. Después, añade el ajo, la pizca de sal y los pimientos rojos. Cocina durante otros 5 minutos.

4. Agrega las lentejas, la salsa de tomate, tu salsa de soja favorita, el azúcar integral, el vinagre y piña fresca. Mezcla bien para integrar todo.

5. Baja la temperatura al mínimo y deja que la mezcla se cocine a fuego lento durante 10 a 15 minutos.

6. Pasado ese tiempo retírala del fuego y deja reposar durante 5 minutos antes de servir.

Ensalada De Frijol Blanco Estilo Invierno

Esta es una ensalada que puedes disfrutar si estás intentando aumentar la cantidad de proteína que consumes. Es fácil de hacer y muy sabrosa para disfrutar las noches de invierno.

Rinde: 4 Porciones

Tiempo total de preparación: 15 Minutos

Ingrendientes para la ensalada:

• 1 calabaza de 1kg, pelada y cortada en cubos pequeños

• 4 tazas de frijoles blancos Cannellini, escurridos y enjuagados

• 1 cebolla roja mediana, pelada y finamente cubeteada

• Pizca de sal y pimienta para darle sabor

Ingredientes para el pesto de cilantro:

• 2 tazas colmadas de cilantro fresco y picado groseramente

• ¼ taza de semillas de girasol ligeramente tostadas, opcional

• 1 pimiento jalapeño picado grueso

• 4 dientes de ajo pelados y picados finamente

• 1 lima, solo la cáscara y el jugo

• Pizca de sal para darle sabor

- ½ paquete de Tofu extra duro y suave
- ¼ taza de levadura, optional

Preparación:

1. Primero cocina la calabaza al vapor en una vaporera durante 10 a 12 o hasta que esté tierna. Una vez que esté tierna, escúrrela y enjuágala con agua hasta que se enfríe.

2. Agrega la calabaza en un bol mediano junto con las cebollas, los frijoles, el pesto y una pizca de sal y pimienta. Revuelve bien hasta conseguir una mezcla homogénea.

3. A continuación prepara el pesto de cilantro. Para esto coloca todos los ingredientes para el pesto en una procesadora. Licúa a la máxima potencia hasta lograr una consistencia suave y cremosa.

4. Agrega la ensalada de calabaza y pesto en un bol grande. Revuelve para mezclar todo y sirve cuando estés listo. Disfruta.

Hamburguesa Saludable De Hongos Portobello

Si eres fanático de las hamburguesas pero has estado buscando una alternativa vegana saludable, este es el plato perfecto para tí. Es increíblemente abundante y saciante, por lo que estoy segura de que es una de esas recetas que amarás.

Rinde: 4 Porciones

Tiempo total de preparación: 2 horas y 35 minutos

Ingredientes:
- 2 cdas. de vinagre balsámico
- 2 cdas. de vinagre de vino
- 1 Cda. de ajo picado
- 2 cdas de tu salsa de soja favorita
- 2 cdtas. de aceite vegetal
- Pizca de sal para darle sabor
- 4 hongos Portobello, solo los sombreretes sin laminillas
- Panes para hamburguesa, a elección

Preparación:

1. Bate el vinagre balsámico junto con el vinagre de vino tinto, el ajo picado, la salsa de soja, el aceite vegetal y la pizca de sal en un bol mediano hasta que quede homogéneo.

2. Has algunos agujeros en cada uno de los hongos y colócalos en un recipiente con la parte superior hacia abajo.

3. Vierte el adobo sobre los hongos y voltéalos ligeramente. Déjalos marinar durante 2 horas.

4. A continuación, precalienta el grill a temperatura media. Cuando esté caliente coloca los hongos encima y cocínalos durante 5 minutos. Voltéalos y continúa cocinándolos en el grill otros 5 minutos.

5. Retíralos y colócalos en los panes para hamburguesa. Sirve con tus aderezos favoritos y a disfrutar.

Seitán Con Salsa Bbq Estilo Mongol

Este es un plato delicioso que amarás comer cada día de la semana. Tiene tanto sabor auténtico a barbacoa que ni los comensales más quisquillosos de tu hogar podrán resistirse.

Rinde: 4 Porciones

Tiempo total de preparación: 25 Minutos

Ingredientes:

- ¼ taza de salsa Hoisin
- ¼ Taza de agua tibia
- 1 cda. de tu salsa de soja favorita
- 1 cda. Agave
- 1 cdta. de jugo de limón fresco
- 1 a 2 cdtas. de salsa de ají y ajo
- 2 Tazas de aceite de canola
- 225 gramos de hongos Shiitake, destallados y finamente cortados
- 225 gramos de Seitan, cortado en tiras finas

- 2 cdas. de jengibre recién rallado
- 1/8 cdta. de canela molida
- 1/8 cdtas. de ajo molido
- 100 gramos de guisantes mollar, sin las hebras
- 2 cebollas de verdeo, limpias y cortadas en rodajas finas
- ¼ taza de cilantro fresco y cortado groseramente
- 2 tazas de arroz, bien cocido y listo para servir

Preparación:

1. Usa un bol pequeño para hacer la salsa. Para esto coloca la salsa hoisin, el agua tibia, tu salsa de soja preferida, el agave, el jugo de limón fresco y la salsa de ají y ajo. Mezcla bien para integrar todo.

2. A continuación coloca el aceite en una sartén grande. Calienta a fuego medio a fuerte. Cuando esté caliente, agrega los hongos y el seitán. Cocina hasta que tengan un color marrón claro.

3. Después agrega el jengibre, la canela

y el ajo molido. Revuelve bien y deja que se cocine durante 8 minutos.

4. Agrega la salsa y los guisantes mollar.

5. Baja el fuego y deja cocinar hasta que la salsa adquiera una consistencia espesa.

6. Cuando esté espesa retírala del fuego y añade las cebollas de verdeo y el cilantro. Revuelve para mezclar y sirve sobre un colchón de arroz. Disfrútalo cuando gustes.

Sabroso Stroganoff De Hongos

Si buscas una comida para que toda la familia disfrute, este es el plato perfecto para que prepares. Es tan delicioso que te garantizo que toda la familia te pedirá más.

Rinde: 4 Porciones

Tiempo total de preparación: 40 Minutos

Ingredientes:

- 2 chalotes grandes, pelados y picados

- 8 dientes de ajo pelados y picados
- 2 cdtas. de tomillo molido
- Pizca de sal y pimienta para darle sabor
- 1 cdta. de romero molido
- 500 gramos de hongos Portobello, sin tallo y cortados en trozos grandes
- 500 gramos de hongos Porcini, remojados y picados groseramente
- ½ taza de vino blanco seco
- 500 gramos de Fettucine, bien cocidos y calientes
- Perejil fresco y picado groseramente

Ingredientes para la Crema Agria de Tofu:

- 1 Paquete (340 gramos) de Tofu extra duro y escurrido
- 1 Cda. de jugo de limón fresco
- 1 Cda. de vinagre de vino tinto

Preparación:

1. Coloca los chalotes en una sartén grande a fuego medio. Cocina durante 8 minutos antes de agregar el agua, el ajo y el tomillo. Continúa cocinando un

minuto más.

2. Agrega una pizca de sal y pimienta, el romero y los hongos. Continúa cocinando otros 10 minutos, asegurándote de revolver bien mientras se cocinan.

3. Añade los hongos porcini, el vino y el líquido de remojo. Revuelve para mezclar y baja el fuego a medio-bajo. Cocina durante otros 20 minutos.

4. Agrega la crema agria y los fideos cocidos. Retira del fuego y mezcla bien. Adorna con un poco de perejil fresco.

5. Después prepara la crema agria de tofu. Para esto, incorpora todos los ingredientes para la crema en una licuadora. Licúa a la máxima potencia hasta lograr una consistencia suave y cremosa. Sazona con un poco de sal y sírve con el stroganoff. Disfruta.

Tempeh Con Chimichurri

Esta es una receta vegana deliciosa que

amarás especialmente si estás buscando algo más liviano. Sírvela con tus vegetales al vapor favoritos para lograr el mejor sabor.

Rinde: 6 Porciones

Tiempo total de preparación: 30 Minutos

Ingredientes:

• 225 gramos de Tempeh, trozos finos y finamente cortados

Ingredientes para el chimichurri:

• 4 dientes de ajo picados

• 1 taza al ras de cilantro fresco

• 1 cdta. de orégano deshidratado

• ¼ taza de vinagre de vino tinto

• 2 cdas. de aceite de oliva extra virgen

• ½ cdta. de copos de pimienta roja

• ½ cdta. de sal para darle sabor

• ¾ taza de caldo de vegetales, preferentemente casero

• 1 cda. de tu salsa de soja favorita

Preparación:

1. Primero, cocina el tempeh al vapor durante al menos 10 minutos.

2. Mientras se cocina el tempeh vamos a preparar el chimichurri. Coloca todos los ingredientes para el chimichurri en una licuadora a la máxima potencia hasta obtener una consistencia homogénea.

3. Coloca el tempeh cocido en un plato grande. Agrega al menos media taza del chimichurri en un bol junto con la salsa de soja. Mezcla bien para integrar todo. Reserva el chimichurri restante.

4. Vierte la mezcla del chimichurri encima del tempeh y déjalo asentar durante al menos una hora.

5. Después, precalienta una sartén a fuego medio-alto. Añade una fina capa de aceite y cuando esté caliente agrega el tempeh y cocina durante al menos 3 minutos de cada lado.

6. Para servir, esparce el chimichurri que reservaste por encima y disfruta.

Clásica Pasta Penne Con Salsa Marinara

Esta es una de mis recetas veganas favoritas de todos los tiempos y una vez que la pruebes, sé que también se convertirá en una de tus favoritas. Sírve este plato con tu pan favorito para conseguir los mejores sabores.

Rinde: 2 Porciones

Tiempo total de preparación: 15 Minutos

Ingredientes:

- 3 tazas de pasta penne integral
- 2 cdas. de aceite de oliva extra virgen
- 1 cebolla pequeña finamente picada
- 1 taza de agua fria
- 1 taza de pasta de tomate
- 4 dientes de ajo finamente picados
- ¼ cdta. de pimienta negra para darle sabor
- 1 cdta. de sal para darle sabor
- ¼ taza de albahaca fresca y finamente

picada

Preparación:
1. Primero, cocina la pasta siguiendo las instrucciones del paquete. Cuando esté lista, escúrrela y resérvala para usar más tarde.
2. Después prepara la salsa. Para esto coloca las cebollas en una sartén grande con un poco de aceite de oliva a fuego medio. Cocínalas hasta que estén transparentes.
3. Después, añade la pasta de tomate, el ajo, la sal, la pimienta y la albahaca. Revuelve bien para integrar todo.
4. Añade el agua lentamente asegurándote de revolver bien todo el tiempo.
5. Tapa y deja cocinar a fuego lento durante 10 minutos. Revuelve de a ratos.
6. Retira del fuego y vierte la salsa encima de la pasta. Decora con albahaca fresca y a disfrutar.

Pastel De Papa

Esta es la receta de otro plato muy sabroso que querrás preparar para tus amigos y familia. Es tan sabroso que te garantizo que tu familia querrá repetir.

Rinde: 6 Porciones

Tiempo total de preparación: 1 hora y 5 minutos

Ingredientes para la capa de puré de papa:

• 5 Papas Russet, peladas y cortadas en pequeños cubos

• ½ taza de mayonesa vegana

• ½ Taza de leche de soja

• ¼ Taza de aceite de oliva extra virgen

• 3 cdas. de queso crema vegano

• 2 cdtas. de sal para darle sabor

Ingredientes para la capa inferior:

• 1 Cda. de aceite vegetal

• 1 Cebolla amarilla finamente picada

• 2 Zanahorias frescas y finamente cortadas

- ½ Taza de arvejas congeladas
- 3 Tallos de apio, recién cortados
- 1 Tomate fresco finamente cortado
- 1 cdta. de condimento italiano
- 1 diente de ajo picado
- Pizca de pimienta negra para darle sabor
- 1 paquete (400 gramos) de carne vegetariana, magra y picada
- ½ taza de queso de soja finamente rallado

Preparación:

1. Primero, coloca las papas en una olla grande y cúbrelas con agua. Ponla a fuego medio a alto hasta que hierva. Una vez que esté hirviendo baja el fuego al mínimo y deja que las papas se cocinen durante 25 minutos o hasta que estén blandas. Después, escúrrelas y resérvalas para usar más tarde.

2. Coloca las papas en un bol grande junto con la mayonesa, la leche, el aceite de oliva, el queso crema y la sal. Has puré con un pasapuré hasta lograr

una consistencia suave y esponjosa. Reserva para usar más tarde.

3. Después precalienta el horno a 200 grados C. Mientras se calienta, rocía una bandeja para horno grande con una abundante cantidad de espray para cocinar.

4. Calienta una sartén grande a fuego medio. Agrega el aceite y las cebolas, las zanahorias, los tomates, el apio y las arvejas congeladas. Cocina durante 10 minutos, después agrega mientras revuelves el condimento italiano, el ajo y la pimienta.

5. Baja el fuego al mínimo y agrega la carne vegetariana. Continúa cocinando 5 minutos más o hasta que esté bien caliente.

6. Desparrama la mezcla con la carne en el fondo del recipiente para hornear. Cubre con el puré de papas y alisa para que quede una capa uniforme. Para terminar cubre con queso.

7. Hornea durante 20 minutos o hasta que esté levemente marrón. Retira del

horno y sirve de inmediato.

Magdalenas De Chocolate Y Fresa

Como su nombre lo indica, este es un plato que querrás preparar cuando necesites satisfacer tu antojo más fuerte por algo dulce. Estas magdalenas son tan dulces que no te cansarás de ellas.

Rinde: 6 Porciones

Tiempo total de preparación: 35 Minutos

Ingredientes para las magdalenas de chocolate:

- 1 ½ Tazas de harina común
- 1 taza de azúcar
- 1/3 taza de cacao en polvo sin azúcar
- 1 Cdta. de bicarbonato de sodio para cocinar
- ½ cdta. de sal para darle sabor
- 1 Taza de leche de coco
- ½ Taza de aceite de canola
- 2 cdas. de vinagre de manzana

- 2 Cdtas. de vainilla pura

- 1 Taza de aceite vegetal
- 3 tazas de azúcar impalpable
- 1 Cdta. de vainilla pura
- 2 a 5 cdas. de leche de soja

Ingredientes para la decoración:
- 1 ½ taza de fresas, frescas y finamente cortadas
- Pizca de azúcar impalpable

Preparación:

1. Primero, vamos a preparar las magdalenas. Para esto precalienta el horno a 175 grados C. Mientras el horno se calienta,forra dos moldes para magdalenas con pirotines.

2. Después agrega en un bol grande la harina, el azúcar blanca, el cacao, el bicarbonato de sodio para hornear y una pizca de sal. Revuelve bien para integrar todo.

3. En un bol aparte coloca el café, el aceite, la vainilla y el vinagre. Mezcla bien para integrar y vierte en la mezcla

seca. Revuelve nuevamente para integrar.

4. Rellena 2/3 de los pirotines con la mezcla.

5. Hornea durante 16 a 18 minutos o hasta que las magdalenas estén completamente cocidas. Retira y déjalas enfriar bien.

6. A continuación, prepara el glaseado. Para esto, coloca la margarina en un bol grande. Con una mixer, mezcla hasta lograr una consistencia suave.

7. Después, agrega el azúcar, la vainilla y la leche. Continúa mezclando hasta lograr una consistencia homogénea y una textura esponjosa.

8. A continuación ensambla las magdalenas. Para esto unta las magdalenas con el glaseado y las fresas cortadas. Espolvorea un poco de azúcar impalpable y sirve cuando gustes.

Bombones De Pasta De Maní

Este es otro plato dulce que puedes hacer cuando gustes para regalarles algo dulce a tus amigos o a tu familia. Prepáralos y envuélvelos para regalarlos.

Rinde: 16 a 20 Porciones

Tiempo total de preparación: 30 Minutos

Ingredientes:

- ¼ taza de manteca no láctea
- 1 ½ tazas de azúcar impalpable
- 1 taza de mantequilla de maní suave
- 1 taza de pan rallado orgánico y sin sazonar
- ¼ cdta. de canela molida
- ¼ Cdta. de sal marina para darle sabor
- 1 Cdta. de vainilla pura
- 1 paquete (400 gramos) de chips de chocolate negro y vegano
- 1 cda. de aceite neutro
- ¼ taza de maní molido

Preparación:

1. Coloca en un bol grande la manteca, el azúcar impalpable, la mantequilla de

maní, el pan rallado, una pizca de canela, sal y la vainilla. Con una mixer, mezcla hasta lograr una consistencia suave.

2. Has bolas pequeñas con la mezcla y colócalas en una bandeja para hornear galletitas forrada con papel manteca. Colócala en el congelador y déjala congelar durante 20 minutos.

3. Después prepara un baño María. Agrega los chips de chocolate y cocínalos a fuego medio hasta que estén completamente derretidos. Añade el aceite y bate bien hasta lograr una consistencia homogénea.

4. Retira las bolitas del congelador y sumerge cada una en el chocolate.

5. Coloca las bolitas de nuevo en la bandeja y vuelve a meterlas en el congelador para que se congelen. Retíralas y espera 5 minutos antes de servir.

Barras De Limón

Por último tenenos la receta de este postre delicioso al que no podrás resistirte. Estas barras son el plato perfecto para disfrutar después de un plato vegano llenador.

Rinde: 8 Porciones

Tiempo total de preparación: 1 hora y 5 minutos

Ingrendientes para la corteza:

• ½ taza de manteca no láctea y blanda
• ¼ taza de azúcar impalpable
• 1 taza de harina común

Ingredientes para el relleno:

• ½ taza de Tofu blando
• 1 taza de azúcar granulada
• 2 limones, solo la cáscara
• 1/3 taza de jugo de limón fresco
• 2 cdas. de harina común
• 2 cdas. de maizena
• Pizca de azúcar impalpable tamizada

Preparación:

1. Primero debes precalentar el horno a 175 grados C. Mientras el horno se calienta, aceita una bandeja para horno grande con aceite de canola y espolvorea un poco de harina por encima.

2. A continuación prepara la corteza. Para esto, primero coloca la manteca y el azúcar impalpable en un bol grande y mezcla hasta obtener una consistencia esponjosa.

3. Agrega la harina y continúa batiendo con una batidora eléctrica hasta que la masa se empieza a formar.

4. Coloca la corteza en la bandeja preparada. Hornea durante 20 minutos o hasta que esté levemente marrón. Después, retira la corteza del horno y déjala enfriar sobre una rejilla de alambre.

5. Después prepara el relleno. Para esto, primero coloca el tofu en una procesadora. Procesa a la máxima potencia hasta lograr una consistencia

homogénea. Agrega la ralladura de limón, el jugo fresco de limón, la harina y la maizena. Proceso nuevamente para integrar todo.

6. Vierte el relleno recién hecho en la corteza y vuelve a meter al horno y hornea durante 30 minutos o hasta que esté listo al tacto.

7. Después de este tiempo, retira la preparación del horno y déjala enfriar. Espolvoréala con azúcar impalpable antes de servir. Disfruta.

Conclusión

¡Aquí lo tienes!

Espero que al llegar al final de este libro hayas aprendido lo que se necesita para vivir un estilo de vida verdaderamente vegano. Espero que hayas aprendido no solo cómo preparar los platos veganos más deliciosos que existen, sino también qué ingredientes deberías usar por ser considerados veganos.

Entonces, ¿cómo continúas?

Tu próximo paso es comenzar a preparar todas las recetas de este libro. Una vez que hayas hecho eso, será momento de buscar otras recetas veganas nuevas hasta que puedas preparar y disfrutar de platos veganos todos los días de la semana.

¡Buena suerte!

Parte 2

Bol Vegano de Camote y Hummus-Sin Garbanzos

Ingredientes

Sal marina de alta calidad, al gusto

3 dientes de ajo pequeños picados

½ taza de jugo de limón fresco

2 cucharadas de levadura nutricional

¾ taza de tahini

2 calabacines orgánicos, pelados y cortados

Hummus–sin garbanzos

Pequeña cantidad de aerosol de cocina

Sal marina finamente molida y pimienta negra de alta calidad, al gusto

1 cucharada de semillas de cáñamo peladas, opcional

1 taza de col rizada rayada, cortada a la juliana

1 cucharada + 1 cucharadita de aceite de coco virgen no refinado

1 camote lavado, pelado y cortado en cubos

1 ½ tazas de caldo de verduras

½ taza de quinua cruda, enjuagada

Instrucciones

1. Precaliente el horno a una temperatura de 400°F.

2. En un plato pequeño apto para horno microondas, derrita las 2 cucharadas de aceite de coco.

3. Antes de cortarlo en cubos, lave y pele el camote primero. Cuando lo haya hecho, agregue el camote a un recipiente mediano para mezcla una cucharada de aceite de coco derretido y sal, al gusto.

4. Ponga el camote sobre una lámina para hornear cubierta de aluminio y déjelo hornear en el nivel medio por 30 minutos, dándole la vuelta a los cubos ocasionalmente cada 10 minutos.

5. Prepare sus coles de Bruselas y col rizada y póngalos dentro del recipiente hasta cubrirlo todo con la cucharada de aceite de coco restante.

6. Agréguele sazón con la sal y pimienta al gusto y colóquelo en

una lámina para hornear cubierta por aluminio diferente.

7. Déjelo hornear por 10 minutos dándole vuelta a la mitad del tiempo, cuando el camote esté listo.

8. Lave la quinua hasta que el agua corra limpia, con ayuda de un colador.

9. Utilizando una capa delgada de aerosol de cocina, cubra la superficie de una olla mediana, y prenda la cocina a fuego alto. Agregue la quinua lavada y déjela tostar hasta que se vea seca. No debería haber agua visible restante.

10. Mantenga el fuego alto y agregue 2 tazas de caldo de verduras.

11. Hierva de quinua, cúbrala, y baje el fuego a bajo. Deje cocinar por 15 minutos.

12. Prepare su hummus mientras la quinua se está

cocinando.

13.	Utilizando un procesador de alimentos, combine todos los ingredientes y proceses hasta que se haya convertido en una mezcla completamente uniforme.

14.	Para servir el bol, llene ¼ de este con la mezcla de col rizada y Bruselas, ¼ con el camote, y finalmente ½ con la quinua. Ponga una cucharada del hummus preparado en el medio y corónelo con las semillas de cáñamo y agregue sal y pimienta si lo desea.

Bol de Quinua Coliflor con Salsa de Almendras

Ingredientes

½ cucharadita de sriracha

½ cucharadita de aceite de sésamo

¼ cucharadita de sal

1 taza de agua

½ taza de quinua

¼ cucharadita de jengibre en polvo

1 cucharadita de sriracha, al gusto

1 cucharadita de aceite

1 cucharadita de aceite de sésamo

1 coliflor pequeña, cortada en pedazos pequeños

2 cucharadas de agua

Pizca grande de ajo en polvo y sal

½ cucharadita de aceite

4-5 hojas grandes de coles verdes, con las partes duras removidas y cortadas a *la chiffonade*

Pizca generosa de sal

3 cucharadas de leche de coco

½ cucharadita de aceite de sésamo

2 cucharaditas de aceite de oliva extra virgen

2 cucharaditas de sirope de maple

1 cucharadita de vinagre de manzana

1-2 cucharaditas de sriracha, al gusto

¼ cucharadita de ajo en polvo

2 cucharaditas de jengibre picado

3 cucharadas de mantequilla de almendras

Instrucciones

1. Para la Quinua, enjuague la quinua y cocínela con 1/2 cucharadita de sriracha, 1/2 cucharadita de aceite de sésamo, 1/4 cucharadita de sal y 1 taza de agua. Déjela hervir a fuego medio y luego déjela cocinar a fuego medio bajo cubierto parcialmente por 10-15 minutos. Remuévala para esponjarla y manténgala lista.

2. Para el Coliflor Rostizado, en un bol mezcle 1 cucharadita de aceite de sésamo, 1 cucharadita de aceite, 1 cucharadita de sriracha y 1/4 cucharadita de jengibre en polvo. Revuelva la coliflor. Espolvoree un poco de sal y deje hornear a una temperatura precalentada de 425° por 20-25 minutos.

3. Para las Coles Verdes, mientras la coliflor se está asando, caliente el aceite en la sartén a fuego medio. Agregue el ajo, sal y coles verdes;

luego, deje cocinar por 1 minuto. Agregue agua, mézclelo, cúbralo y deje cocinar a fuego medio bajo hasta que se vea ligeramente marchito.

4. Para la Salsa de Almendra y Sriracha, agregue 3 cucharadas de crema de almendras, 2 cucharaditas de jengibre molido, 1/4 cucharadita de ajo en polvo, 1-2 cucharadita de sriracha, 1 cucharadita de vinagre de manzana, 2 cucharaditas de sirope de maple, 2 cucharita de aceite de oliva extra virgen, 1/2 cucharadita de aceite de sésamo, 3 cucharadas de leche de coco y una pizca grande de sal a una licuadora. Mezcle bien y use. Pruebe y ajuste el sabor con sal y   especias.

5. En un recipiente, coloque todo y sírvalo con una cantidad considerable del aderezo de semillas de sésamo y hojas de cilantro.

Bol de Quinua Superalimento

Ingredientes

Sriracha

Pesto de nueces y col rizada picante

Hummus

2 cucharadas de almendras fileteadas

2 cucharadas de semillas de sésamo

2 cucharadas de semillas de linaza

2 tazas de quinua cocida

1 taza de zanahoria rayada

4 remolachas grandes, peladas y cortadas en cubos

1 manojo de espárragos

Instrucciones

1. Preparación de la Quinua: En una olla a fuego medio, deje hervir 4 tazas de agua. Agregue la quinua y una pizca de sal marina, y deje cocinar cubierto hasta que el líquido se haya absorbido, por alrededor de 15 minutos. Retírelo del fuego y manténgalo cubierto.

2. En una olla, llénela con ½ pulgada de agua y una pizca de sal marina, y deje hervir. Córteles los extremos blancos a los espárragos y agréguelos al agua hirviendo, cúbralo y deje cocinar por 2 minutos o justo hasta que estén suaves, pero se mantengan firmes. Escurra el agua y lávelos con agua fría para detener el proceso de cocción. Córtelos en secciones de 1 pulgada.

3. Para servir, ponga la quinua con almendras, semillas de sésamo y semillas de linaza. Coloque todos los vegetales en un bol grande y

aderécelo con sriracha, hummus y pesto.

Bol de Tofu Marinado y Arroz Integral
Ingredientes

1 taza de col kimchi

3 tazas de arroz integral cocido

1 pimiento rojo grande, rebanado

3 cucharadas de aceite de semilla de uva o aceite de girasol

1 cucharada de aceite de sésamo oscuro

2 cucharadas de mirin

2 cucharadas de miso ligero

2 cucharaditas de jugo de limón

1 cucharada de miel o néctar de agave

1/8 cucharadita de cayena, opcional

1 diente de ajo, picado

1 cucharada de jengibre, picado

3 cucharadas de salsa de soya

1 bloque (14 onzas) de tofu extra firme, cortado en 8 rebanadas

Instrucciones

1. Precaliente el horno a una temperatura de 375°F. Forre la bandeja para horno con papel manteca. Seque las rebanadas de tofu utilizando toallas de papel.

2. Bata mezclando los aceites, mirin, miso, jugo de limón, miel o agave cayena, ajo, jengibre y salsa de soya. Póngalo en un plato lo suficientemente grande para acomodar todo el tofu en una sola capa. Ponga las rebanadas de tofu en el marinado y dele vuelta. Deje marinar por 15 minutos, dándole vuelta una o dos veces. Póngalo en la bandeja para horno. Agregue los pimientos al plato con marinado y revuélvalos hasta que se cubran completamente, y luego póngalos en la bandeja para horno en una capa.

3. Ponga la bandeja dentro del horno y deje hornear por 15-20 minutos, dándole la vuelta a los pimientos usando pinzas, justo hasta que los

bordes del tofu empiecen a tomar color y el marinado empiece a ajustarse a la superficie, y los pimientos empiecen a chisporrotear y tomar color en los bordes. Sáquelo del horno.

4. Si lo desea, caliente el kimchi en una sartén pequeña. Sirva el arroz en 4 bols amplios. Sobre él agregue los pimientos, tofu y kimchi. Si lo quiere, aderece el arroz con el marinado restante del tofu, y luego sirva.

Bol Garbanzos y Coliflor Asada con Aderezo de Limón-Dijon

Ingredientes

2 cucharadas de aceite de semilla de uva

Sal y pimienta al gusto

1/8 cucharadita de hojuelas de pimienta roja molidas

1 manojo pequeño de perejil de hoja plana, cortado en cubos

1 taza de quinua seca

1 lata de garbanzos, enjuagados

1 cabeza de coliflor, cortada en piezas pequeñas

1/8 cucharadita de sal marina fina

¼ taza de aceite de coco extra virgen

1-2 cucharaditas de mostaza dijon

1 ½ cucharadas de jugo de limón fresco

Instrucciones

1. Precaliente el horno a una temperatura de 400°F.

2. En un recipiente grande, cubra los garbanzos y la coliflor con aceite. Espolvoree sal, pimienta roja y pimienta. Extiéndalos homogéneamente en una bandeja para horno previamente preparada y deje hornear por 20-35 minutos, removiendo la mezcla a la mitad del tiempo.

3. Mientras los vegetales están cocinándose, prepare la quinua. Mezcle 2 tazas de agua con 1 taza de quinua. Deje hervir. Reduzca el fuego a bajo, cúbralo y deje cocinar hasta que la quinua haya absorbido el liquido y pueda ser fácilmente encrespada usando un tenedor, por alrededor de 15 minutos.

4. Prepare el aderezo mezclando el 1/8 cucharadita de sal marina granulada, ¼ taza de aceite de

oliva extra virgen, 1-2 cucharadita de mostaza dijon y 1 ½ cuchadas de jugo de limón fresco, y bata la mezcla hasta que se vea uniforme.

5. Mezcle los garbanzos y la coliflor con la quinua. Rocíelo con el aderezo y ponga el perejil por arriba.

Entrada de Garbanzos de Falafel Asado

Ingredientes

Salsa picante

Salsa de Tahini

Hummus

Nabo o repollo curtido

Tomates en rebanadas

Pepino en rebanadas

Lechuga en pedazos

Tabulé

Garbanzos de falafel asado

2 cucharadas de perejil fresco

Una pizca de cardamomo

Una pizca de cayena

¼ cucharadita de pimienta negra

1 cucharadita de sal kosher

1 cucharadita de cilantro

1 ½ cucharaditas de comino

3 dientes de ajo, molidos

½ taza de cebolla roja, cortada

1 cucharada de jugo de limón

2 cucharadas de aceite de oliva

3 tazas de garbanzos

2 cucharaditas de perejil fresco, opcional

Una pizca de cayena

¼ cucharadita de sal

1 cucharada de aceite de oliva

3-5 cucharadas de agua

1-3 dientes de ajo, molidos

3 cucharadas de jugo de limón

1/3 cucharadita de tahini

Instrucciones

1. Instrucciones para el montaje del bol: Coloque un poco del tabulé, y luego agregue a su lado una mano de lechuga previamente cortada en pedazos, luego siguen los garbanzos, luego algo de pepino, tomate, una porción grande de hummus y nabo encurtido. Echa gotas de la salsatahini en el bol. Agregue tanta salsa picante como necesite.

2. Instrucciones para los Garbanzos de Falafel Asado: Precaliente el horno a 375°F y forre la lámina para hornear utilizando papel manteca.

3. Lave y escurra los garbanzos y póngalos en un recipiente grande.

4. Agregue el cardamomo, cayena, pimienta, sal, perejil, comino, ajo, cebolla, jugo de limón y aceite de oliva al recipiente y mezcle todo hasta que los garbanzos estén cubiertos uniformemente.

5. Ponga los garbanzos sobre la lámina para horno previamente preparada y expándalos en una sola capa.

6. Deje hornear de 35 a 40 minutos, removiendo una vez a la mitad del tiempo.

7. Deje enfriar ligeramente y agregue el perejil fresco.

8. Instrucciones para la Salsa de Tahini: En un recipiente pequeño, batir la sal, aceite de oliva, 3 cucharadas de agua, ajo y jugo de limón hasta que sea una mezcla uniforme. Agregue más agua para alcanzar la consistencia deseada. Agregue el perejil.

Emparedado de Ensalada Vegana de Arándanos

Ingredientes

½ cucharadita de sal y de pimienta recién molida, o al gusto

½ taza de cebollines, en rebanadas muy delgadas, tanto las partes blancas como verdes

½ taza de nueces o pecanas, cortadas en pedazos grandes

½ taza de arándanos deshidratados orgánicos, recién cortados

1 taza de apio, en cubos

3 tazas de garbanzos cocidos, escurridos y lavados

Instrucciones

1. Empiece mezclando el aderezo. En un recipiente pequeño, mezcle el tahini, sirope de maple, vinagre y agua. Déjelo a un lado para que los sabores se puedan mezclar completamente. Esto puede ser preparado con anticipación uno o dos días antes y refrigerado hasta que se vaya a usar. Agregue un poco de agua o vinagre, para diluir el aderezo, a su gusto. Si utiliza mayonesa vegana, agregue 2 cucharadas adicionales.

2. En un recipiente grande o mediano, agregue los garbanzos y aplástelos bruscamente utilizando un tenedor fuerte o un machacador de papas. Agregue la pimienta sal, cebollines, nueces, arándanos, apio y aderezo. Mezcle bien. Sírvalo a temperatura ambiente o refrigérelo para enfriarlo desde una hora antes de servirlo.

3. Sírvalo con su pan favorito, como un emparedado abierto o cerrado, o sobre una cama de vegetales de hoja. Puede servir y disfrutar la ensalada por sí sola.

Entrada de Soba Asada

Ingredientes

Varias piscas de pimienta negra fresca

¼ cucharadita de sal

1 cucharada de aceite de oliva

1 cabeza mediana de coliflor, cortada en pedazos grandes

2 tazas de lentejas verdes o marrones, cocidas

6 onzas de fideos de trigo sarraceno o soba

Hierbas frescas, opcional

Instrucciones

1. Cocine primero las lentejas si no tienes ya preparadas. Precaliente el horno a una temperatura de 425°F y corte la coliflor en pedazos grandes mientras el agua para los fideos soba es llevada a hervir. Una manera más fácil de cortarlos es hacerlo a la mitad del largo, mientras pela la parte con hojas de la base, y luego arrancando los pedazos con sus manos.

2. Cuando el agua hierva, prepare los fideos soba siguiendo las instrucciones del empaque. Cuando ya estén cocinados, escúrralos y deje a un lado, mientras los enjuaga con agua fría para que no se peguen.

3. Utilizando papel manteca, forre una lámina para hornear bordeada y cúbrala con spray de cocina. Cubra la coliflor con pimienta, sal y aceite de oliva.

Deje asar por 20 minutos, dándole vuelta una vez, hasta que produzca un aroma agradable.

4. Mientras tanto, ponga ¼ taza de miso blanco suave, ¼ taza de tahini, 1 diente de ajo y ½ - ¾ taza de agua en una licuadora pequeña. Empiece con ½ taza de agua y luego agregue ¼ más para hacerlo poco denso, si lo desea.

5. Para ensamblar los bols, divida los fideos soba en bols grandes. Coloque encima la coliflor, lentejas y una cantidad considerable de salsa. Decórelo con hierbas y luego sirva.

Arroz Frito Birmano con Chalotes y Guisantes

Ingredientes

Hojas de cilantro, frescas

Rodajas de lima

1 taza de guisantes verdes congelados

Opcional, salsa picante

Opcional, chalotes fritos

1 cucharadita de sal, salsa de soya libre de gluten o salsa de pescado

4 tazas de arroz integral cocido frío

½ taza de chalotes, en rebanadas delgadas

¼ cucharadita de cúrcuma

½ cucharadas de aceite de oliva

Instrucciones

1. A fuego medio-alto, caliente un wok. Agregue el aceite y luego los chalotes y comino. Saltéelo hasta que los chalotes se vean translúcidos, de 3 a 4 minutos. Agregue el arroz cocido y use sus manos para desmoronarlo. Agregue los guisantes y sal, y mezcle todo bien, mientras cocina hasta que el arroz esté bien calentado y los guisantes estén recién cocidos.

2. Sirva con chalotes dorados, frijoles cocidos y salsa picante, cilantro y rodajas de lima.

Entrada de Coliflor con Salsa de Naranja

Ingredientes

1 cabeza pequeña de coliflor, cortada en pedazos pequeños

1 cucharadita de aceite

¼ taza de harina libre de gluten

1/3 taza de maicena

1/3 taza de agua

1 cucharada de linaza molida & 2 cucharadas de agua, que ha sido dejado en reposo hasta que se haya espesado

6 cebollines verdes, en rebanadas muy delgadas

3-4 dientes de ajo que han sido pelados

2 cucharadas de aceite

1 cucharadita de azúcar morena

1 cucharadita de maicena

¼ taza de jugo de naranja

2 cucharadas de vinagre de arroz

2 cucharadas de salsa de soya libre de gluten

La cáscara de 1 naranja y su jugo

1 cucharadita de aceite

Instrucciones

1. Bata 1 cucharadita de aceite, ¼ taza de maicena, 1/3 taza de agua, 1 cucharada de linaza molida y mezcle hasta que se haya formado una mezcla uniforme. Recuerde que no debe ser muy espesa.

2. Caliente la sartén con ½ taza de aceite a fuego medio o alto. Chequee que esté calentado correctamente.

3. Meta y cubra los pedazos de coliflor con la mezcla uno por uno hasta que todos estén cubiertos. Fríalos en aceite hasta que estén completamente dorados y deje remojar sobre un plato recubierto por toalla de papel.

4. Usando otra sartén o la misma pero limpia, caliente ajo y aceite por un minuto. Agregue el jugo, cáscara y cebollines verdes. Cocine por 1 minuto más. Agregue el vinagre y la salsa de soya y deje hervir. Ponga la coliflor dentro de la sartén y cúbrala

completamente.

5. Sírvalo sobre una porción de arroz.

6. Utilizando la misma sartén ponga los ingredientes restantes para la salsa de naranja y deje hervir por 1 minuto removiendo constantemente. Aderece con ello por encima del arroz y coliflor de naranja.